AF395322

DES MALADIES

QUE L'ON TRAITE

A

BRIDES & SALINS-MOUTIERS

PAR

Le Docteur L. DESPREZ

ANCIEN INTERNE DES HOPITAUX DE LYON,

Président de la Société protectrice de l'enfance de Nice,
Membre titulaire de la Société de médecine et de climatologie de Nice,
de la Société des sciences, lettres et arts des Alpes-Maritimes,
Membre correspondant de la Société d'hydrologie médicale de Paris,
de la Société de médecine pratique de Paris,
de la Société de médecine de Lyon, etc.,

MÉDECIN CONSULTANT A BRIDES ET A SALINS

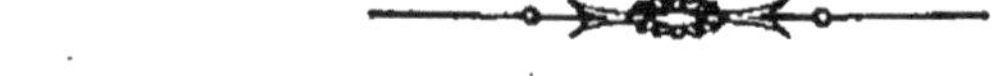

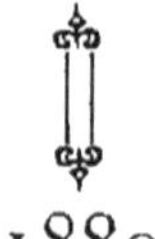

F. DUCLOZ, LIBRAIRE-ÉDITEUR

MOUTIERS	BRIDES-LES-BAINS
Grand'Rue	*Chalet du Parc*
& Quai de la République	*Avenue de la Source*

1889

DÉPOT LÉGAL
(Savoie)
N° 59
1889

DES
MALADIES

QUE L'ON TRAITE

A

BRIDES & SALINS-MOUTIERS

PAR

Le Docteur L. DESPREZ

ANCIEN INTERNE DES HOPITAUX DE LYON,

Président de la Société protectrice de l'enfance de Nice,
Membre titulaire de la Société de médecine et de climatologie de Nice,
de la Société des sciences, lettres et arts des Alpes-Maritimes,
Membre correspondant de la Société d'hydrologie médicale de Paris,
de la Société de médecine pratique de Paris,
de la Société de médecine de Lyon, etc.,

MÉDECIN CONSULTANT A BRIDES ET A SALINS

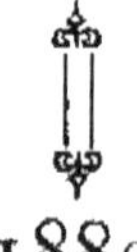

F. DUCLOZ, LIBRAIRE-ÉDITEUR

MOUTIERS   BRIDES-LES-BAINS

Grand'Rue   *Chalet du Parc*
& Quai de la République   *Avenue de la Source*

1889

e 163
391 (16)

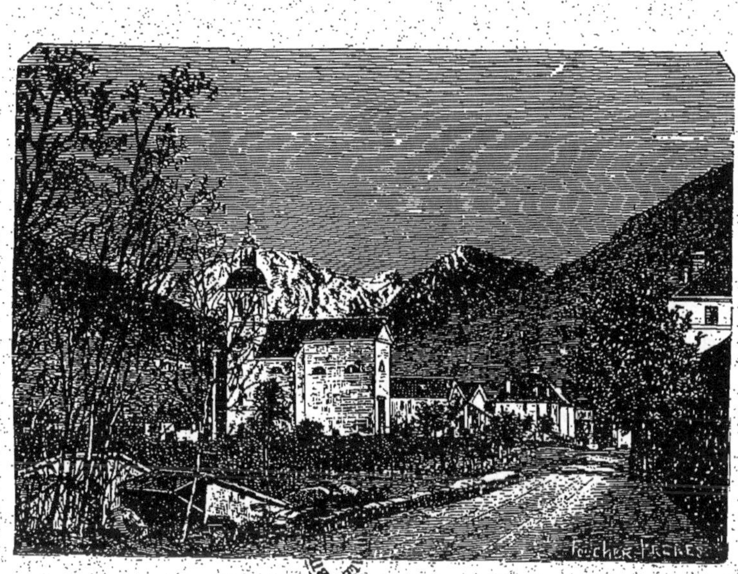

BRIDES-LES-BAINS (570^m d'altitude).

DES MALADIES
QUE L'ON TRAITE A BRIDES
ET A SALINS-MOUTIERS (Savoie)

BRIDES

RIDES, qu'on a nommé le Carlsbad français, est un joli petit village de la Tarentaise, situé dans une vallée riante que termine le glacier majestueux de la Vanoise ; il est le centre de magnifiques excursions.

Son altitude est de 570 mètres au-dessus du niveau de la mer ; sa température est modérée et son air d'une pureté remarquable.

Il est à 6 kilomètres de Moutiers, entre deux se trouve la station de Salins.

On y arrive par le chemin de fer P.-L.-M., ligne d'Italie, jusqu'à Albertville, et de là en voiture par une charmante vallée.

Les eaux sulfatées calciques, chlorurées sodiques, arsénicales, lithinées et ferrugineuses de Brides (1) excitent toutes les grandes sécrétions de l'organisme tout en le fortifiant ; leur action purgative surtout les rend efficaces dans un grand nombre de maladies (2). Plus douces et plus toniques que celles de Carlsbad, quoiqu'aussi désobstruantes, elles activent puissamment la nutrition et s'adressent aux mêmes maladies que celles de Vichy, mais sont moins altérantes. C'est donc Brides qu'on devra préférer toutes les fois que les malades présenteront de l'affaiblissement ou de l'anémie.

Les principales maladies traitées avec succès

(1) Dernière analyse officielle faite par M. Wille, juin 1889.

(2) Voir ma brochure sur *Brides et ses eaux thermales purgatives*.

à Brides sont : les affections des voies digesti-
ves : maladies de l'estomac (dilatation, dyspep-
sies diverses, catarrhe) ; maladies des intestins :
(entérite chronique, enteroptôse, constipation) ;
les engorgements du foie et de la rate ; les coli-
ques hépatiques et néphrétiques ; les maladies
de l'utérus. Puis les maladies dues à une dé-
fectuosité nutritive : goutte, rhumatisme, diabète, pléthore abdominale, migraine, obésité.
Pour le traitement de cette dernière maladie,
qui est organisé d'une manière spéciale à Brides, j'ai posé des indications précises et j'ai
démontré que l'amaigrissement devait être lent
et progressif, et de cette façon s'accompagner
toujours d'une augmentation des forces et d'une
amélioration de la santé générale (3). La goutte
est combattue doucement mais sûrement, et les
malades ne paient pas leur soulagement, qui

(3) Voir ma brochure sur *L'Obésité, sa nature et son traitement.*

est manifeste, d'un formidable accès, comme cela arrive à la suite de la cure dans plusieurs autres stations. Le rhumatisme est combattu aussi, efficacement, sans répercussion organique. Enfin le diabète, maladie si commune aujourd'hui, est influencé d'une façon tout-à-fait remarquable : la soif et la polyurie sont amendées très rapidement, le sucre diminue et les forces reviennent, en même temps que l'urée reprend son taux normal.

Éminemment toniques et reconstituantes, nos eaux sont très efficaces dans l'anémie et la chloro-anémie, et enfin leur action déplétive les rend précieuses dans les congestions des centres nerveux, les hemiplégies, paraplégies et même l'ataxie locomotrice.

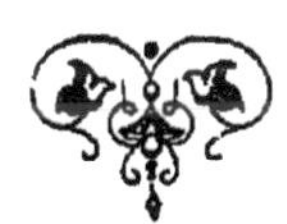

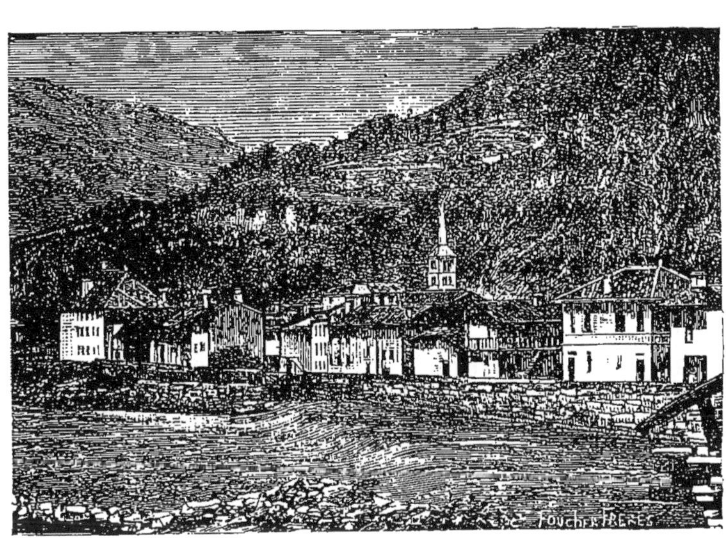

SALINS-MOUTIERS (480m d'altitude).

SALINS

ALINS est un petit village situé entre Moutiers et Brides, assez encaissé entre deux montagnes, et beaucoup moins favorisé par la nature que cette dernière station ; aussi, comme la distance est courte et que bien souvent les deux eaux sont employées parallèlement pour la cure, il est bien préférable d'habiter à Brides. Les conditions d'altitude, de climat et d'agrément y sont bien supérieures.

Véritable mer thermale, les eaux de Salins sont d'une richesse et d'une puissance tout-à-fait remarquables ; elles sont chlorurées sodiques fortes, arsénicales, lithinées, ferrugineuses et gazeuses ; elles contiennent 16 gr. 6919 de principes fixes par litre (1) ; dans les bains, que l'on donne à eau courante, il se dégage de l'électricité qui ajoute encore une force considérable à l'action de l'eau (2).

Ces eaux qui, d'après Gubler lui-même, n'ont pas d'équivalentes en Europe et qu'il plaçait au-dessus de celles de Kreusnach et de Nauheim dont l'Allemagne est si fière, sont merveilleuses dans le traitement du lymphatisme, de la scrofule et de leurs manifestations : engorgements ganglionnaires, maladies des os... et des débilités de toute nature. Elles n'ont pas de rivales pour le traitement des enfants lymphatiques et délicats. Leur action résolutive est considérable et s'exerce notamment dans les affections utérines et péri-utérines, elle est remarquable dans le traitement des fibrômes. Enfin elles excitent puissamment la nutrition

(1) Dernière analyse officielle faite par M. Wille, juin 1889.

(2) Voir ma brochure sur *Salins et ses eaux thermales*.

et elles viennent en aide à celles de Brides toutes les fois qu'il est nécessaire de fortifier l'économie et de rétablir l'équilibre du système nerveux.

A l'usage de ces eaux nous ajoutons encore le massage et la maskinésithérapie (1), ce qui nous permet d'obtenir des effets plus complets et plus rapides encore.

Je dois signaler en terminant une affection dans laquelle l'ensemble de ces moyens me permet d'agir d'une façon vraiment surprenante: c'est la déviation de la taille. Je doute qu'il soit possible ailleurs d'avoir, en si peu de temps, des résultats plus beaux que ceux que j'obtiens chaque année dans cette maladie.

(1) Voir ma brochure sur le *Massage et la maskinésithérapie.*

DU MÊME AUTEUR :

De la rétraction utérine pendant et après l'accouchement. (Thèse inaugurale), Paris, 1860.

Un mot sur quelques eaux minérales d'Allemagne, Lyon, 1862.

SALINS (Savoie) et ses eaux thermales, Paris, 1879.

BRIDES (Savoie) et ses eaux thermales purgatives, Paris, 1880.

Thermal mineral waters of Brides and Salins (Savoy), 1880.

Article Salins-Moutiers dans le *Guide aux Villes d'eaux et bains de mer,* publié par le docteur Macé, 1880.

L'obésité, sa nature et son traitement à Brides-les-Bains (Savoie), Paris, 1889.

Du Massage et de la Maskinésithérapie à Brides et à Salins (Savoie).

On se rend à Moutiers, Salins et Brides par chemin de fer P.-L.-M., ligne d'Italie, station d'Albertville

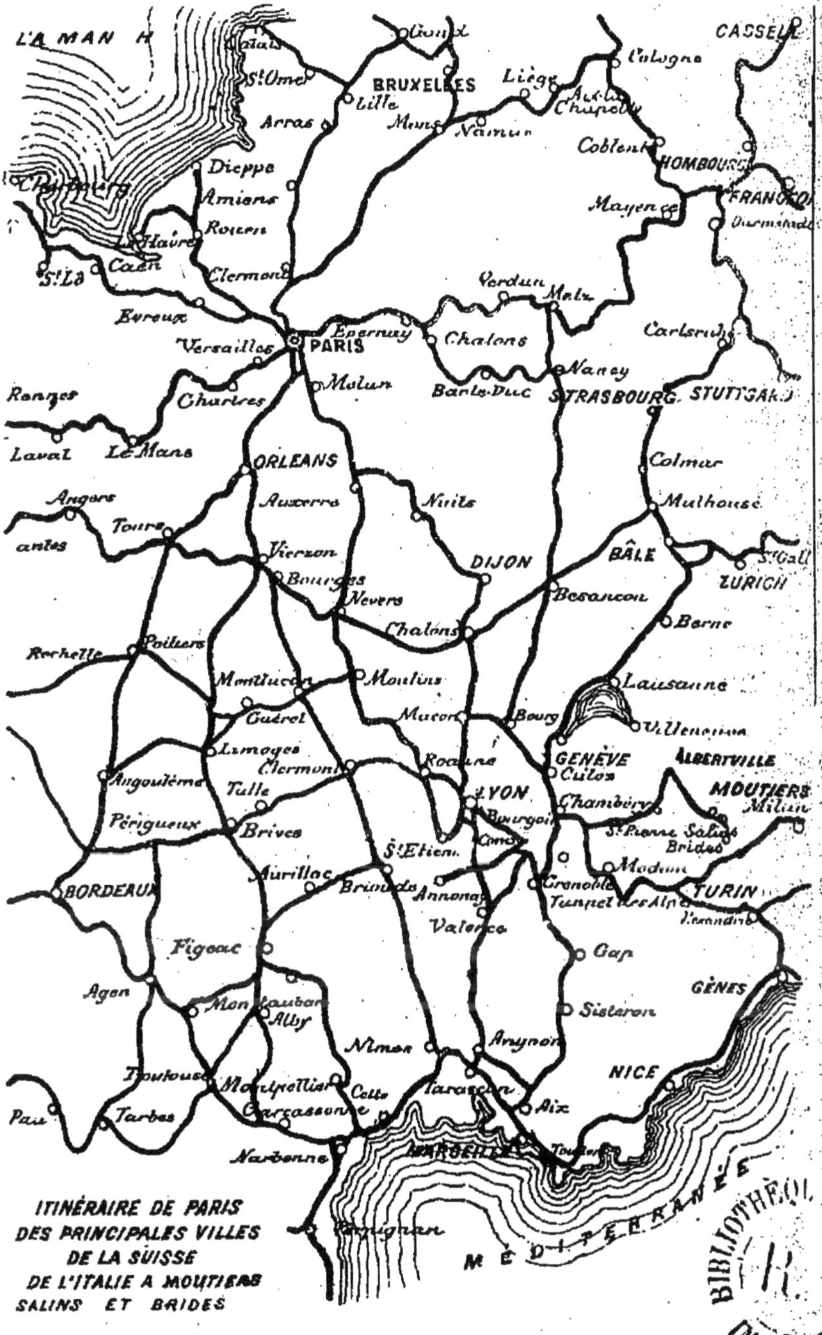

ITINÉRAIRE DE PARIS
DES PRINCIPALES VILLES
DE LA SUISSE
DE L'ITALIE A MOUTIERS
SALINS ET BRIDES

avec express 241 qui quitte Paris à 7 heures du soir et arrive à 6 heures 58 minutes du matin.

BIBLIOTHÈQUE NATIONALE IMPRIMÉS

On se rend à Moutiers, Salins et Brides par chemin de fer P.-L.-M., ligne d'Italie, station d'Albertville.

ITINÉRAIRE DE PARIS
DES PRINCIPALES VILLES
DE LA SUISSE
DE L'ITALIE A MOUTIERS
SALINS ET BRIDES

www.ingramcontent.com/pod-product-compliance
Ingram Content Group UK Ltd.
Pitfield, Milton Keynes, MK11 3LW, UK
UKHW021052120726
13693UKWH00006B/2580